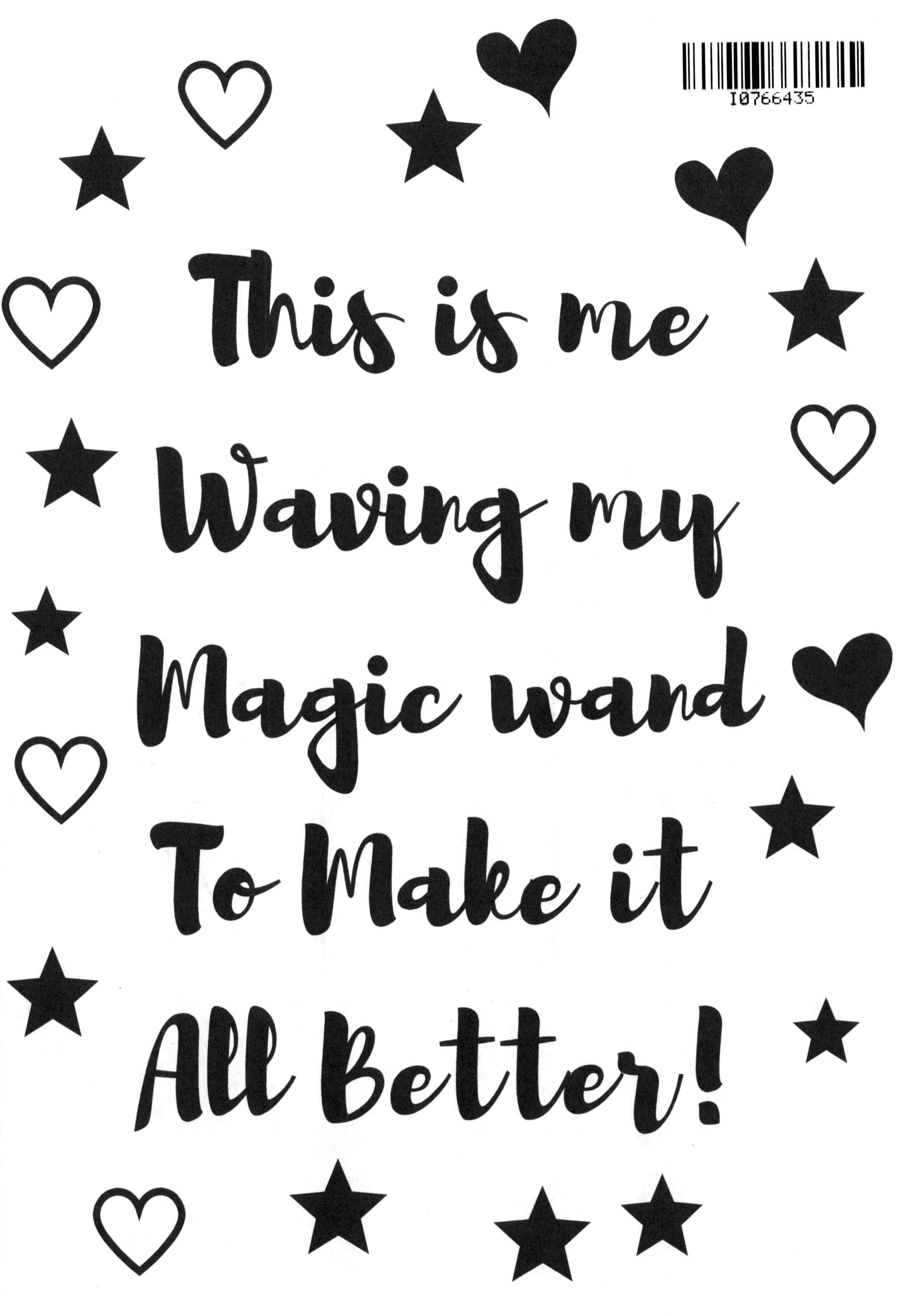

This is me
Waving my
Magic wand
To Make it
All Better!

Puzzle #1

EASY

		7		3	8		5	
	4			2	1			
5	3	2	9	7	6	4		8
		5	1			9		
9				6	2			3
4		3				7	2	
	5						6	
6	8	1					7	9
	7	4				1		

Puzzle #2

EASY

2		8	9		4		7	
	3		6		1	9		
	5		3	2		8		4
5	7	1	2					6
4	8					7		
3							1	2
	4			1	6	2		7
8			5				9	
		5		9	2	3		

Puzzle #3

EASY

5			1	9			8	
			3					
1	6		7	4	8	9		2
		9	4			5	1	7
	3	4		8				
6	5							
3			2	5				4
	1	2			3			
9			8	1		3	2	6

Puzzle #4

EASY

	4		3			1	6	
				7	1			4
5					6	8	5	
7		1						
4	9		1	8			2	6
			4		9	3		8
	8	6			7	4	1	9
	3							5
2								
	1			9	4	6		

Puzzle #5

EASY

						2		
5		2		3	8	9		
1			5	2	9	3		6
		5	1			8	4	2
		1	3	4	5	7	6	
	6	7					5	3
			9		3			
9	4	8			6			1
2	5		4		1			

Puzzle #6

EASY

				9	5	7	6	1
		1	3	7		4	9	2
	2			1				8
		8		3		1		
4	7					8		
6		5			7	9	2	3
9			1		3			
8	4				2			
	3			4		6	7	

Puzzle #7

EASY

	4		9			5		3
1		2				6	7	
		9			6	1		4
3	2			4	8		9	
	9	7		5	1	2		6
		4	7					8
		3	2	6		8		
	8	6				4		
	7				3			1

Puzzle #8

EASY

			3		8	5		6
9						7		
8		7	4	5	9		1	
			7				3	
	3		2	9	1			
2			6			9		1
3		1	8		2		5	
5	4				7			8
6		8		4		1	2	9

Puzzle #9

EASY

| 6 | 5 | 7 | | | 8 | | | |
|
|
2	9	3	1		5			
8		6	2	9				
3			6	5			8	
	4	5				9		2
5		1		2	9			7
					6	5	2	
4	7		5			3	9	

Puzzle #10

EASY

		5		9		6	3	
4	8	3		1	6			7
		6					1	5
		1	9		8	3		
				4	7			2
	5	4				7	8	
	3	7	1	8			4	
		2				8		
	4		7		5		9	1

Puzzle #11

EASY

	1			3	4			
		4			7		1	9
8		9		2	6		7	
9			4		2			5
						8	4	
2	4	8	5				9	7
4		3	6		5		8	
		2		9				
	8	7		4		9	3	

Puzzle #12

EASY

6		4		5		3		
		2	6	1	8	5		
7								6
	2				6	8		
	7	3		2			6	
1		6	3			4	7	2
8	4			6		2	9	1
	6							
2		5		4	1			3

Puzzle #13

EASY

2			8		9		3	
8				2		7	5	
			4	7			2	8
6	5		7		4		1	2
	9		6			4		5
			2		5	3	6	
	1							
9		4	3		8			
	6	7		5			9	1

Puzzle #14

EASY

6			2		4	5	7	
		7		6			3	
3	4		5			6		
				8		4	9	
	9					1		8
	8				2	7		6
		9	8	1		3	6	7
5	3		9	4				2
		1		2	6			5

Puzzle #15

EASY

	1		9		3	6	8	
	7			4		3		1
5					6	4	9	
1	3		4					
2		5		6		8		4
		7				5	3	
			8		4	2		
		9		5	2	1		8
8		4		3				9

Puzzle #16

EASY

1	5		3		2		9	
			1	8			5	
				4	5	8		
7	9		2			6	1	
	8	3		9	1		4	
2			8					
8	6	1	9		3			2
			6			1		
	7				8	5		9

Puzzle #17

EASY

9				8	5	6		2
		7		4			9	
6				1	7		3	5
8								6
	6					5		3
7		2			8		1	
			4	5	3		6	8
5	1	3	8	9	6	2		
	8		2			3		9

Puzzle #18

EASY

		7	9		8		6	2
		2		7				
5								6
2	4	8		5	6	7	9	3
	6		4	2	7	5		1
7	9		8				1	
	1	3			2		7	5
8			7				3	

Puzzle #19

EASY

	9		6	4	3			2
2			7		9		1	
		7			2	9		6
		9	3	7	8			4
8	3	1	9				6	5
				5	6			8
5	7		2	3			8	9
4		3	8					
				6				

Puzzle #20

EASY

			4	2	3	8		1
1					6	9		4
			9	8			5	7
4						3	1	
8		9						
	3		7	6	4	5	9	
					9		8	
9	8			5	2			
3	5			1	7	4		9

Puzzle #21

EASY

3					4		2	
9				5			6	8
	8			9	7		3	1
	9	5						
1	4		7	3				2
8			6		9			
	1	9		8		6		
4			9			2		
	6	2	4		3	7		

Puzzle #22

EASY

		6	1		3			2
8		5	2	6		3		7
		9	7	5			6	
9	4	1		7	5	8	2	3
5								
2			4			6	5	
1	3				7			6
				1	9			
7		2				1		5

Puzzle #23

EASY

					9	6	5	1
5			7				8	
2		8	1	3				7
			6				9	5
	4	6	2	5			7	
8	2			9	7			
3				6		7		9
		7		1			3	8
		4		7	3			

Puzzle #24

EASY

	6							4
		1			2	6		7
	7	2	6			8		9
3	4	7					2	
9				8			4	
			7		4	3		6
7	9	8		3			6	
6	1	4		5		9		
2					6	4		1

Puzzle #25

EASY

	9	3	5					7
		8					2	5
	4	7	2		1	9	8	
4	7			1		8		
	3		8	9			7	
8	2	9		5	3		4	
7	6	1		2		3	9	
	5			8				
3						2		6

Puzzle #26

EASY

3	9				5	2	6	
1			2			9		
	2			9	3		7	5
	4		1	2	6	3	8	9
			9		7		5	2
		2		8				
	7		3	6			4	
			8			5	9	
		8					2	

Puzzle #27

EASY

6		8				9	7	
			3		8		2	6
			5				4	3
3	6	7		8		2		4
	8		4	6	3		9	
4	9	5			1		3	
		6	8		2			
8		2		4	7			
7		3	6					

Puzzle #28

EASY

	8		1					5
3		2			7			
	5			6	8	3	4	2
	7		2					
		9					6	
8	1	3		4				
	9	8			5	2	3	4
1	2			9		8		
				2	6			9

Puzzle #29

EASY

6	5		3	7				
7	2	9		5			4	3
8	3	1					2	
			6	2	5	1		
						8	6	7
		3		8		4	5	
	4					5	8	1
		6		9		2		
		5	7		4	3		

Puzzle #30

EASY

3		7	6		4			1
	9	1			8			
	5	4				6	7	
		3					4	6
		9	2	6	5	8		
				4		2	9	
7			1	8	6		2	
	3	8		9	2	5		
	6	2		7				

Puzzle #31

EASY

						2	1	
	7		8	2		5		6
			6	5	1		7	
4	1			6				
	8		4	7	2		3	
		7		8		4	6	5
6			2		5		4	7
7	5	4		1				9
		2				6		

Puzzle #32

EASY

Puzzle #33

EASY

2			9					
1	6						5	3
			5			4		9
		3			9			2
	2		4		5			7
7			3					6
	1	8	2	6			9	4
9			7				2	
6	7		1			3	8	5

Puzzle #34

EASY

	3				5		9	
2		8	7			3		
		7			4		1	
3	6				1		2	5
7	4			6	9		8	3
8								
4		6		7	2	5		
	1		6	9				
	7	3	5	4		2		

Puzzle #35

EASY

6	9		2	1				
5				9	8	7	4	
			3		5	2		6
		9		5	1	3		4
					3	6	2	
	4							
9	2	5	4	3				8
	7		1		9		5	3
3					7			

Puzzle #36

EASY

	9	7				5		
					3	8	7	4
		5	7		2	9		3
8	3	2	5		9		6	
9		4	6			3	5	8
7		6	8		4			1
5	7	8		9	1			
6			4		5			
	4						3	

Puzzle #37

EASY

	8		4	9		5	2	
	7		2		1	8	3	9
9		2		3				7
			7	8	3			
8						3		
	3	6		5				4
5			3		6	2		
6	2		8		5			1
	1				4	6		3

Puzzle #38

EASY

8		4			2	5		1
		2		8	6			7
	6				9		8	
9	4	3		7				
7		5			8			
					4	7	9	
		8		4		6	3	5
	3	6		1				9
		9	8	6	3		2	

Puzzle #39

EASY

9			5				1	4	
	7	1	8						
	6	4	1			8	5	2	
8	9						7	1	
2				7		4			
	4			8	1	5		3	
		8			6				
7				1				9	
	3	9		2	5			4	

Puzzle #40

EASY

5			6	1				8
2		8			3			
7	9				8		4	1
9	7		5	3			2	
		4		7				
8		2	1		9	6		7
	8	5		2	4		1	
	3							2
						7	6	5

Puzzle #1

MEDIUM

		3			1	7		
6		5			7	8		
			3			6	2	
3		1	4	2		5	8	
5	6						1	9
4								2
7		6		1				3
1	9			4				
2			9				6	8

Puzzle #2

MEDIUM

						6	5	
				5				9
	5	6	2	4				8
			9		3		6	5
	8			2			9	3
					5	2	1	
							4	1
2		1			9	3	7	
6	9		4			5		2

Puzzle #3

MEDIUM

Puzzle #4

MEDIUM

4		1	3					2
5			9				4	
		3		2			7	8
		4	7		9			5
	2		1			4	8	
3		9		4				
	9							
		7		3	1	9		6
	3	8			5			

Puzzle #5

MEDIUM

<table>
<tr><td></td><td>2</td><td></td><td>1</td><td></td><td>7</td><td></td><td></td><td>8</td></tr>
<tr><td></td><td></td><td></td><td>5</td><td>6</td><td>3</td><td>9</td><td></td><td></td></tr>
<tr><td></td><td>7</td><td></td><td></td><td></td><td></td><td></td><td>6</td><td></td></tr>
<tr><td>2</td><td></td><td>3</td><td></td><td></td><td></td><td>8</td><td></td><td>1</td></tr>
<tr><td></td><td></td><td>1</td><td>2</td><td></td><td></td><td></td><td>7</td><td>6</td></tr>
<tr><td></td><td></td><td>7</td><td>4</td><td>8</td><td>1</td><td>3</td><td></td><td>2</td></tr>
<tr><td></td><td>5</td><td></td><td>3</td><td></td><td>4</td><td></td><td></td><td></td></tr>
<tr><td>8</td><td></td><td>4</td><td></td><td>9</td><td></td><td></td><td></td><td>5</td></tr>
<tr><td></td><td>6</td><td></td><td></td><td></td><td>2</td><td></td><td></td><td></td></tr>
</table>

Puzzle #6

MEDIUM

6						8	3					
					9	7	6			1		
	8	7								3		2
8		6					4					
		2								8	5	
	5									2		
7	4				6							
						5	2			9	4	7
	2	1				4						8

Puzzle #7

MEDIUM

	7	1						4
		2		6		1		
		9		8	1			2
					3	6		1
7				4		3	5	
	8	3	5	1	6		7	9
	9		4			7	2	
	5	7		9				
		4						

Puzzle #8

MEDIUM

5	4							3
			3	4	1		5	7
				8		4	2	
	9				7	8		
	6		8	2			9	
	1	4						6
	8	9			5			
3	5	1		9			4	
6				3		9		

Puzzle #9

MEDIUM

	4		1		8	7	2	5
8				5			6	
	3			9	6			
		2		7			4	
			8			2		
9			3	6			7	
		6	4	8	7	5		
		1						8
			9			6	3	

Puzzle #10

MEDIUM

Puzzle #11

MEDIUM

			8		1	2	7	4
	9		2		7		1	
				4	5	8		
3		1	4		6			
			7	2				
2		5	9					
		3			2	4		5
4				8		7		1
	1					6	9	

Puzzle #12

MEDIUM

.	5	7	.	.	6	.	.	.
6	.	2	.	.	.	9	.	4
3	.	9	.	.	2	8	5	.
.	2	.	.	8	.	3	4	.
.	.	.	3	.	4	1	.	.
1	.	4	.	.	7	.	.	.
.	9	1	4	.	.	6	.	.
8	.	.	.	6	.	.	9	.
7	.	.	.	.	1	.	.	.

Puzzle #13

MEDIUM

Puzzle #14

MEDIUM

		1			9	4		
			2	7				
	7					2		6
		5						1
	3		6	4	1	8		
4				5		9		
5				9		1		2
8		6	5	1		7	3	
	2		4		8			

Puzzle #15

MEDIUM

6	2				8			
					4	9		8
8	7	9	3				2	5
				7		6	3	
		7			6	5		
	9	6		4	3			
7	3				9			
		1		5			7	6
2				3			5	

Puzzle #16

MEDIUM

9				3		4		
			2		6		3	
	4	2			1	8		
						6	5	
	2		9	5			1	4
5				7				9
		7	3		5			
			1	2		7		
	9			8	4		6	3

Puzzle #17

MEDIUM

6	3		5	9				
	1	4		7		8		
		9		6			1	
	9				6	1	3	2
						9		
			2				8	6
	4		7	1	8	5	2	3
		5			3			
2	8			4		6		

Puzzle #18

MEDIUM

Puzzle #19

MEDIUM

9	1						7	6
	2	4	1					3
		7						4
	6			5	9			
2	4				3			
8			2		6			1
3			5		4	6	1	
							2	7
		9		6			4	5

Puzzle #20

MEDIUM

Puzzle #21

MEDIUM

1	9							
	5	7	9					
				8	1			3
		2	7			6		
4		5						
	8			6	2			
5				9			3	6
	1				4	5	2	7
6		3		5	8	4	1	

Puzzle #22

MEDIUM

Puzzle #23

MEDIUM

	8	1		3		7		4
3		5	2					
		4					1	
			8			9		5
7					5	2	4	
5	3	2	4			8	6	
					9	1		3
			1				7	8
	2				7	4		

Puzzle #24

MEDIUM

9						1	2	8
				4			3	
6	3	2		1			7	9
			4		1			
8			3		2			
		7		5				
	1	6			4	5		
		5	1		3			
7	9	3		6	8			

Puzzle #25

MEDIUM

	7			6	5		8	9
6			3				1	
	4				2			
1		2		4	3			8
			7			4		
7		4			9		6	
5		7					9	
		8						1
9	1			2	8			6

Puzzle #26

MEDIUM

		2	5	4				7
5	8	9	6		3	2		
4						5	3	8
6							8	
				4	1			
			1					9
			3	5			2	
3	1				6	7	9	4
8								5

Puzzle #27

MEDIUM

2					8	3	4	
					3			6
8	3			1			9	2
							2	1
1	2		6	4	5			
	6	3		2		7		
			4					
		5		3			8	
4	8	2	5		9	1		

Puzzle #28

MEDIUM

2		3			9	5		
	1	8			5			
					8		7	1
3		5	6	8				
	4			5	3			9
		6					5	3
		7	5	2				8
	8			1			3	
	5					1	2	6

Puzzle #29

MEDIUM

	9		6					
	6		8			9	7	
	2	1	3					6
		9		2	3			7
4		3					6	
		8	4		5	3		1
	1				7			
	3			1	8			
		5				1	2	4

Puzzle #30

MEDIUM

3					4	9		
			6	7	1	3		
	2	5					7	4
5		6			8			
					6	1	3	7
	7		9			5	8	
6			2				9	
	2		3		9	8	5	
8								2

Puzzle #31

MEDIUM

7		2	5				3	
			3		7	5	8	
			6		2			
	5	3				8		9
	9	6	8			2		
		7	1					3
9	8			6	5	3		4
	2					1		8
			2				6	

Puzzle #32

MEDIUM

8	1			5				3
		5		8		7		6
		6	2	9				
		9		2	6			
	3		5	7				4
				1	3	2	5	
1	8				2		3	
			1			4	9	7
		4	7			1		

Puzzle #33

MEDIUM

					7	4	6	3
9								
				5			9	
	4	7			9	2	1	
	7					6		
	2					1		
		5		8		7		9
		1		7			4	
		3	4	2		9		
7			9			5		8

Puzzle #34

MEDIUM

9					3	8		
		3	8				5	
8	2			5	6		7	
			3	1			8	
7					2			
		4	7	6		5		2
3	7							8
	4							6
	1	8	6			9	4	5

Puzzle #35

MEDIUM

5								
2	4	6	7			8		
7		9		3				
		5			3	6		
		4		7	5			3
			2				9	8
4			6		9			2
	8			4		7		5
3		2	5	1				

Puzzle #36

MEDIUM

9					7	1	2	
		5			1			
	2		3			8	7	5
			1				6	2
	5			4		7		
7			6				8	
	9	3					5	
	1		8	3	2	4		6
4		2		6	9		1	

Puzzle #37

MEDIUM

		2		9			8	5
	7			4		6	1	
5	4				1	3	2	7
1			3		7			
3		8	5	1				
	5		4			1		
	2			7			3	
9			1	3	2			6
7			6					

Puzzle #38

MEDIUM

Puzzle #39

MEDIUM

9		7		5				
1	3	6	7					
		8		6	1	2	7	
			2	7	8			
			5			3		2
		2				8		7
	6	3		2				
7			1	8				5
	8			4	5			3

Puzzle #40

MEDIUM

1								5
	4	5	7				6	
8		2		4	6	9	7	
		4				6	9	
5			6	7			3	4
7					3			
	5		2	3			4	
		9	8			1		3
			9			2		

Puzzle #1

HARD

		4	6			2		7
	3				1			6
					5	8		
	4			2				
						3		4
6							7	9
2							1	
	6	8		9	3			
5		7						

Puzzle #2

HARD

	7		2					
	2		6		5	4		
		9			8	1		5
			7				5	
		3						2
7				2				3
		6			2		9	
				4	9			
	4							

Puzzle #3

HARD

9								
	7						3	
			3				1	9
3			2		8			
					9	1		
	6	9			4			
2			1			4		
		1	9		5	2	7	
	8	4					6	

Puzzle #4

HARD

Puzzle #5

HARD

		4					1	5
		7	5	6				
					2		3	
								9
	3		1			6	2	7
	8		6					
		2		4	6	9		
	6		3		1			
9								

Puzzle #6

HARD

Puzzle #7

HARD

	2							4
			1				5	
					8		9	2
	4				5			
	1		2					
6						3		8
				7		6		
1	3	2		5				
	5			1				

Puzzle #8

HARD

1	6					3		
					1		6	7
		4					8	
		2	3		5			
6			2			8	4	
3	8				6			
			5		8		3	
				7				
4				2				1

Puzzle #9

HARD

1			4	7				
					9	1	6	
			3					5
		1					9	
		4		6				
		3			2		7	
5						8		2
7	2				5	6		3
			2		3			

Puzzle #10

HARD

2		4						
9					6	4		
				3				
		8	2					
	5							
		7		5	9		3	
	6			1		8		
				9			5	3
1	7						4	

Puzzle #11

HARD

			7	3				
		9						
1						6		7
9			4			3		2
7		6					4	
		8			6			1
4			6	7			2	3
					9	7		4
							8	

Puzzle #12

HARD

			6				5	9
						4		
		8			3			
6			7					
7		1	3		8			
			9			8		4
9				5			8	3
	1	4			6	7		
		5						

Puzzle #13

HARD

5			3			2		
3	4							
						3		
4								9
1		5	2				3	
	9			1		8		
	8				7			
	1			5	8	6	4	
								2

Puzzle #14

HARD

	1				9	5		3
	9		6				2	
6				7		9		
			7			6		8
			2				7	5
		3	8		5			1
1						4		
		8			1			

Puzzle #15

HARD

	4			7				9
		5						
3	8							
							2	
2			9		5		3	
		1		4				7
			8			2	6	
	7				4	8		
				2		3		5

Puzzle #16

HARD

Puzzle #17

HARD

			7	2				
	2				4	8		
1					6			
		1				3		
				7			6	
	9		5			1	8	
4								7
		9		6	5			
3	8							

Puzzle #18

HARD

5		4						
	1							7
					3			
	4		2		5		6	1
8				9		2		
2			6				3	
	6				1	8		5
	5				2			4

Puzzle #19

HARD

Puzzle #20

HARD

		1	3		5			8
	2							
	4	5		7	8			
		7			2	9		
		2		3	1			4
9								
			4		3	7	5	
	8			1			3	6

Puzzle # 1

1	9	7	4	3	8	6	5	2
8	4	6	5	2	1	3	9	7
5	3	2	9	7	6	4	1	8
7	2	5	1	4	3	9	8	6
9	1	8	7	6	2	5	4	3
4	6	3	8	9	5	7	2	1
3	5	9	2	1	7	8	6	4
6	8	1	3	5	4	2	7	9
2	7	4	6	8	9	1	3	5

Puzzle # 2

2	6	8	9	5	4	1	7	3
7	3	4	6	8	1	9	2	5
1	5	9	3	2	7	8	6	4
5	7	1	2	3	9	4	8	6
4	8	2	1	6	5	7	3	9
3	9	6	4	7	8	5	1	2
9	4	3	8	1	6	2	5	7
8	2	7	5	4	3	6	9	1
6	1	5	7	9	2	3	4	8

Puzzle # 3

5	4	7	1	9	2	6	8	3
2	9	8	3	6	5	7	4	1
1	6	3	7	4	8	9	5	2
8	2	9	4	3	6	5	1	7
7	3	4	5	8	1	2	6	9
6	5	1	9	2	7	4	3	8
3	8	6	2	5	9	1	7	4
4	1	2	6	7	3	8	9	5
9	7	5	8	1	4	3	2	6

Puzzle # 4

9	4	8	3	5	2	1	6	7
5	6	3	8	7	1	2	9	4
7	2	1	9	4	6	8	5	3
4	9	7	1	8	3	5	2	6
1	5	2	4	6	9	3	7	8
3	8	6	5	2	7	4	1	9
6	3	9	2	1	8	7	4	5
2	7	4	6	3	5	9	8	1
8	1	5	7	9	4	6	3	2

Puzzle # 5

6	3	9	7	1	4	2	8	5
5	7	2	6	3	8	9	1	4
1	8	4	5	2	9	3	7	6
3	9	5	1	6	7	8	4	2
8	2	1	3	4	5	7	6	9
4	6	7	8	9	2	1	5	3
7	1	6	9	5	3	4	2	8
9	4	8	2	7	6	5	3	1
2	5	3	4	8	1	6	9	7

Puzzle # 6

3	8	4	2	9	5	7	6	1
5	6	1	3	7	8	4	9	2
7	2	9	6	1	4	5	3	8
2	9	8	5	3	6	1	4	7
4	7	3	9	2	1	8	5	6
6	1	5	4	8	7	9	2	3
9	5	7	1	6	3	2	8	4
8	4	6	7	5	2	3	1	9
1	3	2	8	4	9	6	7	5

Puzzle # 7

6	4	8	9	1	7	5	2	3
1	5	2	8	3	4	6	7	9
7	3	9	5	2	6	1	8	4
3	2	1	6	4	8	7	9	5
8	9	7	3	5	1	2	4	6
5	6	4	7	9	2	3	1	8
4	1	3	2	6	9	8	5	7
9	8	6	1	7	5	4	3	2
2	7	5	4	8	3	9	6	1

Puzzle # 8

1	2	4	3	7	8	5	9	6
9	5	3	1	2	6	7	8	4
8	6	7	4	5	9	2	1	3
4	1	9	7	8	5	6	3	2
7	3	6	2	9	1	8	4	5
2	8	5	6	3	4	9	7	1
3	9	1	8	6	2	4	5	7
5	4	2	9	1	7	3	6	8
6	7	8	5	4	3	1	2	9

Puzzle # 9

6	5	7	9	4	8	2	1	3
1	8	4	7	3	2	6	5	9
2	9	3	1	6	5	4	7	8
8	1	6	2	9	4	7	3	5
3	2	9	6	5	7	1	8	4
7	4	5	8	1	3	9	6	2
5	6	1	3	2	9	8	4	7
9	3	8	4	7	6	5	2	1
4	7	2	5	8	1	3	9	6

Puzzle # 10

1	7	5	2	9	4	6	3	8
4	8	3	5	1	6	9	2	7
2	9	6	8	7	3	4	1	5
7	2	1	9	5	8	3	6	4
8	6	9	3	4	7	1	5	2
3	5	4	6	2	1	7	8	9
9	3	7	1	8	2	5	4	6
5	1	2	4	6	9	8	7	3
6	4	8	7	3	5	2	9	1

Puzzle # 11

7	1	6	9	3	4	5	2	8
3	2	4	8	5	7	6	1	9
8	5	9	1	2	6	4	7	3
9	7	1	4	8	2	3	6	5
6	3	5	7	1	9	8	4	2
2	4	8	5	6	3	1	9	7
4	9	3	6	7	5	2	8	1
1	6	2	3	9	8	7	5	4
5	8	7	2	4	1	9	3	6

Puzzle # 12

6	1	4	9	5	7	3	2	8
9	3	2	6	1	8	5	4	7
7	5	8	4	3	2	9	1	6
4	2	9	1	7	6	8	3	5
5	7	3	8	2	4	1	6	9
1	8	6	3	9	5	4	7	2
8	4	7	5	6	3	2	9	1
3	6	1	2	8	9	7	5	4
2	9	5	7	4	1	6	8	3

Puzzle # 13

2	7	5	8	6	9	1	3	4
8	4	6	1	2	3	7	5	9
1	3	9	5	4	7	6	2	8
6	5	3	7	8	4	9	1	2
7	9	2	6	3	1	4	8	5
4	8	1	2	9	5	3	6	7
5	1	8	9	7	6	2	4	3
9	2	4	3	1	8	5	7	6
3	6	7	4	5	2	8	9	1

Puzzle # 14

6	1	8	2	3	4	5	7	9
9	5	7	1	6	8	2	3	4
3	4	2	5	7	9	6	8	1
2	6	5	7	8	1	4	9	3
7	9	4	6	5	3	1	2	8
1	8	3	4	9	2	7	5	6
4	2	9	8	1	5	3	6	7
5	3	6	9	4	7	8	1	2
8	7	1	3	2	6	9	4	5

Puzzle # 15

4	1	2	9	7	3	6	8	5
9	7	6	5	4	8	3	2	1
5	8	3	2	1	6	4	9	7
1	3	8	4	2	5	9	7	6
2	9	5	3	6	7	8	1	4
6	4	7	1	8	9	5	3	2
7	5	1	8	9	4	2	6	3
3	6	9	7	5	2	1	4	8
8	2	4	6	3	1	7	5	9

Puzzle # 16

1	5	8	3	6	2	7	9	4
4	2	7	1	8	9	3	5	6
9	3	6	7	4	5	8	2	1
7	9	5	2	3	4	6	1	8
6	8	3	5	9	1	2	4	7
2	1	4	8	7	6	9	3	5
8	6	1	9	5	3	4	7	2
5	4	9	6	2	7	1	8	3
3	7	2	4	1	8	5	6	9

Puzzle # 17

9	4	1	3	8	5	6	7	2
3	5	7	6	4	2	8	9	1
6	2	8	9	1	7	4	3	5
8	9	5	1	3	4	7	2	6
1	6	4	7	2	9	5	8	3
7	3	2	5	6	8	9	1	4
2	7	9	4	5	3	1	6	8
5	1	3	8	9	6	2	4	7
4	8	6	2	7	1	3	5	9

Puzzle # 18

1	5	7	9	4	8	3	6	2
9	8	4	2	6	3	1	5	7
6	3	2	5	7	1	9	4	8
5	7	1	3	8	9	4	2	6
2	4	8	1	5	6	7	9	3
3	6	9	4	2	7	5	8	1
7	9	6	8	3	5	2	1	4
4	1	3	6	9	2	8	7	5
8	2	5	7	1	4	6	3	9

Puzzle # 19

1	9	5	6	4	3	8	7	2
2	6	4	7	8	9	5	1	3
3	8	7	5	1	2	9	4	6
6	5	9	3	7	8	1	2	4
8	3	1	9	2	4	7	6	5
7	4	2	1	5	6	3	9	8
5	7	6	2	3	1	4	8	9
4	2	3	8	9	7	6	5	1
9	1	8	4	6	5	2	3	7

Puzzle # 20

5	9	7	4	2	3	8	6	1
1	2	8	5	7	6	9	3	4
6	4	3	9	8	1	2	5	7
4	7	5	2	9	8	3	1	6
8	6	9	1	3	5	7	4	2
2	3	1	7	6	4	5	9	8
7	1	2	3	4	9	6	8	5
9	8	4	6	5	2	1	7	3
3	5	6	8	1	7	4	2	9

Puzzle # 21

3	5	1	8	6	4	9	2	7
9	2	7	3	5	1	4	6	8
6	8	4	2	9	7	5	3	1
2	9	5	1	4	8	3	7	6
1	4	6	7	3	5	8	9	2
8	7	3	6	2	9	1	5	4
7	1	9	5	8	2	6	4	3
4	3	8	9	7	6	2	1	5
5	6	2	4	1	3	7	8	9

Puzzle # 22

4	7	6	1	9	3	5	8	2
8	1	5	2	6	4	3	9	7
3	2	9	7	5	8	4	6	1
9	4	1	6	7	5	8	2	3
5	6	3	9	8	2	7	1	4
2	8	7	4	3	1	6	5	9
1	3	8	5	2	7	9	4	6
6	5	4	3	1	9	2	7	8
7	9	2	8	4	6	1	3	5

Puzzle # 23

4	7	3	8	2	9	6	5	1
5	1	9	7	4	6	3	8	2
2	6	8	1	3	5	9	4	7
7	3	1	6	8	4	2	9	5
9	4	6	2	5	1	8	7	3
8	2	5	3	9	7	1	6	4
3	5	2	4	6	8	7	1	9
6	9	7	5	1	2	4	3	8
1	8	4	9	7	3	5	2	6

Puzzle # 24

5	6	9	3	7	8	2	1	4
8	3	1	9	4	2	6	5	7
4	7	2	6	1	5	8	3	9
3	4	7	5	6	9	1	2	8
9	2	6	1	8	3	7	4	5
1	8	5	7	2	4	3	9	6
7	9	8	4	3	1	5	6	2
6	1	4	2	5	7	9	8	3
2	5	3	8	9	6	4	7	1

Puzzle # 25

2	9	3	5	4	8	1	6	7
6	1	8	9	3	7	4	2	5
5	4	7	2	6	1	9	8	3
4	7	5	6	1	2	8	3	9
1	3	6	8	9	4	5	7	2
8	2	9	7	5	3	6	4	1
7	6	1	4	2	5	3	9	8
9	5	2	3	8	6	7	1	4
3	8	4	1	7	9	2	5	6

Puzzle # 26

3	9	7	4	1	5	2	6	8
1	5	6	2	7	8	9	3	4
8	2	4	6	9	3	1	7	5
7	4	5	1	2	6	3	8	9
6	8	1	9	3	7	4	5	2
9	3	2	5	8	4	7	1	6
5	7	9	3	6	2	8	4	1
2	6	3	8	4	1	5	9	7
4	1	8	7	5	9	6	2	3

Puzzle # 27

6	3	8	2	1	4	9	7	5
5	7	4	3	9	8	1	2	6
1	2	9	5	7	6	8	4	3
3	6	7	9	8	5	2	1	4
2	8	1	4	6	3	5	9	7
4	9	5	7	2	1	6	3	8
9	4	6	8	3	2	7	5	1
8	5	2	1	4	7	3	6	9
7	1	3	6	5	9	4	8	2

Puzzle # 28

9	8	4	1	3	2	6	7	5
3	6	2	4	5	7	9	8	1
7	5	1	9	6	8	3	4	2
5	7	6	2	8	1	4	9	3
2	4	9	5	7	3	1	6	8
8	1	3	6	4	9	5	2	7
6	9	8	7	1	5	2	3	4
1	2	7	3	9	4	8	5	6
4	3	5	8	2	6	7	1	9

Puzzle # 29

6	5	4	3	7	2	9	1	8
7	2	9	8	5	1	6	4	3
8	3	1	4	6	9	7	2	5
4	7	8	6	2	5	1	3	9
5	9	2	1	4	3	8	6	7
1	6	3	9	8	7	4	5	2
9	4	7	2	3	6	5	8	1
3	1	6	5	9	8	2	7	4
2	8	5	7	1	4	3	9	6

Puzzle # 30

3	8	7	6	2	4	9	5	1
6	9	1	7	5	8	4	3	2
2	5	4	9	3	1	6	7	8
5	2	3	8	1	9	7	4	6
4	7	9	2	6	5	8	1	3
8	1	6	3	4	7	2	9	5
7	4	5	1	8	6	3	2	9
1	3	8	4	9	2	5	6	7
9	6	2	5	7	3	1	8	4

Puzzle # 31

8	6	5	9	3	7	2	1	4
3	7	1	8	2	4	5	9	6
2	4	9	6	5	1	3	7	8
4	1	3	5	6	9	7	8	2
5	8	6	4	7	2	9	3	1
9	2	7	1	8	3	4	6	5
6	3	8	2	9	5	1	4	7
7	5	4	3	1	6	8	2	9
1	9	2	7	4	8	6	5	3

Puzzle # 32

8	4	2	3	9	6	7	5	1
1	6	5	7	8	2	9	4	3
7	9	3	4	1	5	2	8	6
3	7	9	6	2	8	5	1	4
6	2	1	5	4	9	3	7	8
4	5	8	1	3	7	6	2	9
9	3	4	2	7	1	8	6	5
5	1	7	8	6	3	4	9	2
2	8	6	9	5	4	1	3	7

Puzzle # 33

2	4	5	9	3	6	1	7	8
1	6	9	8	4	7	2	5	3
3	8	7	5	2	1	4	6	9
4	5	3	6	7	9	8	1	2
8	2	6	4	1	5	9	3	7
7	9	1	3	8	2	5	4	6
5	1	8	2	6	3	7	9	4
9	3	4	7	5	8	6	2	1
6	7	2	1	9	4	3	8	5

Puzzle # 34

1	3	4	8	2	5	6	9	7
2	9	8	7	1	6	3	5	4
6	5	7	9	3	4	8	1	2
3	6	9	4	8	1	7	2	5
7	4	5	2	6	9	1	8	3
8	2	1	3	5	7	9	4	6
4	8	6	1	7	2	5	3	9
5	1	2	6	9	3	4	7	8
9	7	3	5	4	8	2	6	1

Puzzle # 35

6	9	7	2	1	4	8	3	5
5	3	2	6	9	8	7	4	1
4	8	1	3	7	5	2	9	6
2	6	9	7	5	1	3	8	4
1	5	8	9	4	3	6	2	7
7	4	3	8	6	2	5	1	9
9	2	5	4	3	6	1	7	8
8	7	6	1	2	9	4	5	3
3	1	4	5	8	7	9	6	2

Puzzle # 36

3	9	7	1	4	8	5	2	6
2	6	1	9	5	3	8	7	4
4	8	5	7	6	2	9	1	3
8	3	2	5	1	9	4	6	7
9	1	4	6	2	7	3	5	8
7	5	6	8	3	4	2	9	1
5	7	8	3	9	1	6	4	2
6	2	3	4	7	5	1	8	9
1	4	9	2	8	6	7	3	5

Puzzle # 37

3	8	1	4	9	7	5	2	6
4	7	5	2	6	1	8	3	9
9	6	2	5	3	8	1	4	7
1	5	4	7	8	3	9	6	2
8	9	7	6	4	2	3	1	5
2	3	6	1	5	9	7	8	4
5	4	9	3	1	6	2	7	8
6	2	3	8	7	5	4	9	1
7	1	8	9	2	4	6	5	3

Puzzle # 38

8	9	4	7	3	2	5	6	1
3	5	2	1	8	6	9	4	7
1	6	7	4	5	9	3	8	2
9	4	3	6	7	1	2	5	8
7	2	5	3	9	8	4	1	6
6	8	1	5	2	4	7	9	3
2	1	8	9	4	7	6	3	5
4	3	6	2	1	5	8	7	9
5	7	9	8	6	3	1	2	4

Puzzle # 39

9	8	2	5	6	3	1	4	7
5	7	1	8	4	2	9	3	6
3	6	4	1	9	7	8	5	2
8	9	3	6	5	4	2	7	1
2	1	5	3	7	9	4	6	8
6	4	7	2	8	1	5	9	3
4	2	8	9	3	6	7	1	5
7	5	6	4	1	8	3	2	9
1	3	9	7	2	5	6	8	4

Puzzle # 40

5	4	3	6	1	7	2	9	8
2	1	8	4	9	3	5	7	6
7	9	6	2	5	8	3	4	1
9	7	1	5	3	6	8	2	4
3	6	4	8	7	2	1	5	9
8	5	2	1	4	9	6	3	7
6	8	5	7	2	4	9	1	3
1	3	7	9	6	5	4	8	2
4	2	9	3	8	1	7	6	5

Puzzle # 1

8	2	3	5	6	1	7	9	4
6	4	5	2	9	7	8	3	1
9	1	7	3	8	4	6	2	5
3	7	1	4	2	9	5	8	6
5	6	2	7	3	8	4	1	9
4	8	9	1	5	6	3	7	2
7	5	6	8	1	2	9	4	3
1	9	8	6	4	3	2	5	7
2	3	4	9	7	5	1	6	8

Puzzle # 2

4	1	2	3	9	8	6	5	7
8	7	3	1	5	6	4	2	9
9	5	6	2	4	7	1	3	8
7	2	4	9	1	3	8	6	5
1	8	5	6	2	4	7	9	3
3	6	9	8	7	5	2	1	4
5	3	8	7	6	2	9	4	1
2	4	1	5	8	9	3	7	6
6	9	7	4	3	1	5	8	2

Puzzle # 3

5	3	2	6	4	7	8	9	1
7	4	8	1	9	3	2	5	6
1	9	6	2	5	8	3	4	7
8	7	9	3	1	4	5	6	2
4	6	1	5	7	2	9	3	8
2	5	3	8	6	9	1	7	4
6	1	4	9	2	5	7	8	3
9	8	7	4	3	1	6	2	5
3	2	5	7	8	6	4	1	9

Puzzle # 4

4	7	1	3	8	6	5	9	2
5	8	2	9	1	7	6	4	3
9	6	3	5	2	4	1	7	8
8	1	4	7	6	9	3	2	5
7	2	6	1	5	3	4	8	9
3	5	9	2	4	8	7	6	1
1	9	5	6	7	2	8	3	4
2	4	7	8	3	1	9	5	6
6	3	8	4	9	5	2	1	7

Puzzle # 5

9	2	6	1	4	7	5	3	8
4	1	8	5	6	3	9	2	7
3	7	5	9	2	8	1	6	4
2	4	3	6	7	5	8	9	1
5	8	1	2	3	9	4	7	6
6	9	7	4	8	1	3	5	2
7	5	2	3	1	4	6	8	9
8	3	4	7	9	6	2	1	5
1	6	9	8	5	2	7	4	3

Puzzle # 6

6	1	5	2	8	3	4	7	9
2	3	4	9	7	6	1	8	5
9	8	7	4	1	5	3	6	2
8	9	6	5	2	4	7	1	3
4	7	2	3	9	1	8	5	6
1	5	3	8	6	7	2	9	4
7	4	9	6	3	8	5	2	1
3	6	8	1	5	2	9	4	7
5	2	1	7	4	9	6	3	8

Puzzle # 7

8	7	1	3	5	2	9	6	4
5	3	2	9	6	4	1	8	7
6	4	9	7	8	1	5	3	2
9	2	5	8	7	3	6	4	1
7	1	6	2	4	9	3	5	8
4	8	3	5	1	6	2	7	9
1	9	8	4	3	5	7	2	6
2	5	7	6	9	8	4	1	3
3	6	4	1	2	7	8	9	5

Puzzle # 8

5	4	6	2	7	9	1	8	3
9	2	8	3	4	1	6	5	7
1	3	7	5	8	6	4	2	9
2	9	5	1	6	7	8	3	4
7	6	3	8	2	4	5	9	1
8	1	4	9	5	3	2	7	6
4	8	9	7	1	5	3	6	2
3	5	1	6	9	2	7	4	8
6	7	2	4	3	8	9	1	5

Puzzle # 9

6	4	9	1	3	8	7	2	5
8	1	7	2	5	4	9	6	3
2	3	5	7	9	6	1	8	4
1	8	2	5	7	9	3	4	6
7	6	3	8	4	1	2	5	9
9	5	4	3	6	2	8	7	1
3	9	6	4	8	7	5	1	2
5	7	1	6	2	3	4	9	8
4	2	8	9	1	5	6	3	7

Puzzle # 10

4	2	3	6	7	8	9	1	5
9	5	7	4	3	1	2	6	8
6	1	8	2	9	5	7	3	4
3	4	9	5	8	6	1	7	2
2	6	1	9	4	7	8	5	3
8	7	5	3	1	2	4	9	6
5	9	6	1	2	4	3	8	7
1	8	4	7	6	3	5	2	9
7	3	2	8	5	9	6	4	1

Puzzle # 11

5	3	6	8	9	1	2	7	4
8	9	4	2	6	7	5	1	3
1	2	7	3	4	5	8	6	9
3	8	1	4	5	6	9	2	7
6	4	9	7	2	3	1	5	8
2	7	5	9	1	8	3	4	6
9	6	3	1	7	2	4	8	5
4	5	2	6	8	9	7	3	1
7	1	8	5	3	4	6	9	2

Puzzle # 12

4	5	7	8	9	6	2	1	3
6	8	2	5	1	3	9	7	4
3	1	9	7	4	2	8	5	6
5	2	6	1	8	9	3	4	7
9	7	8	3	5	4	1	6	2
1	3	4	6	2	7	5	8	9
2	9	1	4	7	8	6	3	5
8	4	3	2	6	5	7	9	1
7	6	5	9	3	1	4	2	8

Puzzle # 13

6	1	5	9	3	7	8	2	4
8	4	7	6	2	1	5	3	9
9	2	3	8	4	5	7	1	6
2	7	8	1	5	4	6	9	3
4	6	1	7	9	3	2	8	5
5	3	9	2	6	8	4	7	1
1	5	2	3	8	6	9	4	7
7	8	6	4	1	9	3	5	2
3	9	4	5	7	2	1	6	8

Puzzle # 14

2	5	1	3	6	9	4	7	8
9	6	8	2	7	4	5	1	3
3	7	4	1	8	5	2	9	6
6	8	5	9	2	7	3	4	1
7	3	9	6	4	1	8	2	5
4	1	2	8	5	3	9	6	7
5	4	3	7	9	6	1	8	2
8	9	6	5	1	2	7	3	4
1	2	7	4	3	8	6	5	9

Puzzle # 15

6	2	4	5	9	8	7	1	3
1	5	3	7	2	4	9	6	8
8	7	9	3	6	1	4	2	5
4	8	2	9	7	5	6	3	1
3	1	7	2	8	6	5	9	4
5	9	6	1	4	3	2	8	7
7	3	5	6	1	9	8	4	2
9	4	1	8	5	2	3	7	6
2	6	8	4	3	7	1	5	9

Puzzle # 16

9	6	5	8	3	7	4	2	1
1	7	8	2	4	6	9	3	5
3	4	2	5	9	1	8	7	6
8	3	9	4	1	2	6	5	7
7	2	6	9	5	8	3	1	4
5	1	4	6	7	3	2	8	9
4	8	7	3	6	5	1	9	2
6	5	3	1	2	9	7	4	8
2	9	1	7	8	4	5	6	3

Puzzle # 17

6	3	8	5	9	1	2	4	7
5	1	4	3	7	2	8	6	9
7	2	9	8	6	4	3	1	5
8	9	7	4	5	6	1	3	2
3	6	2	1	8	7	9	5	4
4	5	1	2	3	9	7	8	6
9	4	6	7	1	8	5	2	3
1	7	5	6	2	3	4	9	8
2	8	3	9	4	5	6	7	1

Puzzle # 18

2	5	8	4	7	1	6	9	3
6	4	3	8	5	9	2	7	1
1	7	9	6	3	2	8	4	5
7	3	5	9	8	4	1	6	2
8	9	6	1	2	3	4	5	7
4	1	2	7	6	5	3	8	9
9	6	1	2	4	7	5	3	8
5	8	7	3	1	6	9	2	4
3	2	4	5	9	8	7	1	6

Puzzle # 19

9	1	8	4	3	5	2	7	6
6	2	4	1	9	7	5	8	3
5	3	7	6	2	8	1	9	4
7	6	1	8	5	9	4	3	2
2	4	5	7	1	3	9	6	8
8	9	3	2	4	6	7	5	1
3	8	2	5	7	4	6	1	9
4	5	6	9	8	1	3	2	7
1	7	9	3	6	2	8	4	5

Puzzle # 20

5	2	1	6	9	3	7	8	4
9	8	6	4	7	1	3	5	2
3	7	4	8	5	2	1	6	9
7	5	3	2	6	9	8	4	1
4	1	2	7	3	8	5	9	6
8	6	9	1	4	5	2	3	7
1	4	5	9	8	7	6	2	3
6	3	7	5	2	4	9	1	8
2	9	8	3	1	6	4	7	5

Puzzle # 21

1	9	8	4	7	3	2	6	5
3	5	7	9	2	6	1	4	8
2	4	6	5	8	1	7	9	3
9	3	2	7	4	5	6	8	1
4	6	5	8	1	9	3	7	2
7	8	1	3	6	2	9	5	4
5	2	4	1	9	7	8	3	6
8	1	9	6	3	4	5	2	7
6	7	3	2	5	8	4	1	9

Puzzle # 22

5	1	9	3	2	4	8	7	6
7	6	3	5	9	8	2	1	4
2	4	8	7	1	6	3	5	9
9	2	7	1	6	5	4	8	3
8	5	1	2	4	3	9	6	7
4	3	6	9	8	7	1	2	5
3	8	4	6	5	1	7	9	2
6	7	2	8	3	9	5	4	1
1	9	5	4	7	2	6	3	8

Puzzle # 23

2	8	1	9	3	6	7	5	4
3	7	5	2	1	4	6	8	9
9	6	4	7	5	8	3	1	2
4	1	6	8	7	2	9	3	5
7	9	8	3	6	5	2	4	1
5	3	2	4	9	1	8	6	7
8	5	7	6	4	9	1	2	3
6	4	9	1	2	3	5	7	8
1	2	3	5	8	7	4	9	6

Puzzle # 24

9	5	4	6	3	7	1	2	8
1	7	8	2	4	9	6	3	5
6	3	2	8	1	5	4	7	9
5	2	9	4	8	1	3	6	7
8	6	1	3	7	2	9	5	4
3	4	7	9	5	6	8	1	2
2	1	6	7	9	4	5	8	3
4	8	5	1	2	3	7	9	6
7	9	3	5	6	8	2	4	1

Puzzle # 25

2	7	1	4	6	5	3	8	9
6	8	5	3	9	7	2	1	4
3	4	9	8	1	2	6	5	7
1	5	2	6	4	3	9	7	8
8	9	6	7	5	1	4	2	3
7	3	4	2	8	9	1	6	5
5	6	7	1	3	4	8	9	2
4	2	8	9	7	6	5	3	1
9	1	3	5	2	8	7	4	6

Puzzle # 26

1	3	2	5	4	8	9	6	7
5	8	9	6	7	3	2	4	1
4	6	7	1	2	9	5	3	8
6	9	1	7	3	5	4	8	2
2	5	8	9	6	4	1	7	3
7	4	3	8	1	2	6	5	9
9	7	4	3	5	1	8	2	6
3	1	5	2	8	6	7	9	4
8	2	6	4	9	7	3	1	5

Puzzle # 27

2	5	1	9	6	8	3	4	7
7	9	4	2	5	3	8	1	6
8	3	6	7	1	4	5	9	2
5	4	8	3	9	7	6	2	1
1	2	7	6	4	5	9	3	8
9	6	3	8	2	1	7	5	4
3	1	9	4	8	6	2	7	5
6	7	5	1	3	2	4	8	9
4	8	2	5	7	9	1	6	3

Puzzle # 28

2	7	3	1	6	9	5	8	4
4	1	8	3	7	5	6	9	2
5	6	9	2	4	8	3	7	1
3	9	5	6	8	2	4	1	7
8	4	1	7	5	3	2	6	9
7	2	6	4	9	1	8	5	3
1	3	7	5	2	6	9	4	8
6	8	2	9	1	4	7	3	5
9	5	4	8	3	7	1	2	6

Puzzle # 29

8	9	7	6	5	4	2	1	3
3	4	6	1	8	2	9	7	5
5	2	1	7	3	9	4	8	6
1	6	9	8	2	3	5	4	7
4	5	3	9	7	1	8	6	2
2	7	8	4	6	5	3	9	1
9	1	2	5	4	7	6	3	8
6	3	4	2	1	8	7	5	9
7	8	5	3	9	6	1	2	4

Puzzle # 30

3	6	7	5	2	4	9	1	8
9	8	4	6	7	1	3	2	5
1	2	5	8	9	3	6	7	4
5	1	6	7	3	8	2	4	9
2	9	8	4	5	6	1	3	7
4	7	3	9	1	2	5	8	6
6	5	1	2	8	7	4	9	3
7	4	2	3	6	9	8	5	1
8	3	9	1	4	5	7	6	2

Puzzle # 31

7	1	2	5	9	8	4	3	6
4	6	9	3	1	7	5	8	2
5	3	8	6	4	2	7	9	1
2	5	3	4	7	6	8	1	9
1	9	6	8	5	3	2	4	7
8	4	7	1	2	9	6	5	3
9	8	1	7	6	5	3	2	4
6	2	5	9	3	4	1	7	8
3	7	4	2	8	1	9	6	5

Puzzle # 32

8	1	2	6	5	7	9	4	3
9	4	5	3	8	1	7	2	6
3	7	6	2	9	4	5	1	8
4	5	9	8	2	6	3	7	1
2	3	1	5	7	9	8	6	4
7	6	8	4	1	3	2	5	9
1	8	7	9	4	2	6	3	5
5	2	3	1	6	8	4	9	7
6	9	4	7	3	5	1	8	2

Puzzle # 33

9	5	2	8	1	7	4	6	3
1	3	6	2	5	4	8	9	7
8	4	7	3	6	9	2	1	5
3	7	9	1	4	5	6	8	2
6	2	8	7	9	3	1	5	4
4	1	5	6	8	2	7	3	9
2	9	1	5	7	8	3	4	6
5	8	3	4	2	6	9	7	1
7	6	4	9	3	1	5	2	8

Puzzle # 34

9	5	7	1	2	3	8	6	4
4	6	3	8	7	9	2	5	1
8	2	1	4	5	6	3	7	9
6	9	2	3	1	5	4	8	7
7	8	5	9	4	2	6	1	3
1	3	4	7	6	8	5	9	2
3	7	6	5	9	4	1	2	8
5	4	9	2	8	1	7	3	6
2	1	8	6	3	7	9	4	5

Puzzle # 35

5	3	8	9	2	6	4	7	1
2	4	6	7	5	1	8	3	9
7	1	9	4	3	8	2	5	6
8	2	5	1	9	3	6	4	7
6	9	4	8	7	5	1	2	3
1	7	3	2	6	4	5	9	8
4	5	7	6	8	9	3	1	2
9	8	1	3	4	2	7	6	5
3	6	2	5	1	7	9	8	4

Puzzle # 36

9	6	8	4	5	7	1	2	3
3	7	5	2	8	1	6	4	9
1	2	4	3	9	6	8	7	5
8	4	9	1	7	3	5	6	2
2	5	6	9	4	8	7	3	1
7	3	1	6	2	5	9	8	4
6	9	3	7	1	4	2	5	8
5	1	7	8	3	2	4	9	6
4	8	2	5	6	9	3	1	7

Puzzle # 37

6	1	2	7	9	3	4	8	5
8	7	3	2	4	5	6	1	9
5	4	9	8	6	1	3	2	7
1	6	4	3	2	7	9	5	8
3	9	8	5	1	6	2	7	4
2	5	7	4	8	9	1	6	3
4	2	6	9	7	8	5	3	1
9	8	5	1	3	2	7	4	6
7	3	1	6	5	4	8	9	2

Puzzle # 38

9	1	8	5	6	7	4	2	3
4	6	3	1	2	9	5	7	8
7	2	5	3	4	8	1	9	6
3	9	4	2	8	6	7	5	1
2	5	6	7	3	1	9	8	4
8	7	1	4	9	5	6	3	2
6	4	2	9	7	3	8	1	5
5	3	7	8	1	4	2	6	9
1	8	9	6	5	2	3	4	7

Puzzle # 39

9	2	7	8	5	4	1	3	6
1	3	6	7	9	2	5	8	4
4	5	8	3	6	1	2	7	9
3	4	5	2	7	8	9	6	1
8	7	9	5	1	6	3	4	2
6	1	2	4	3	9	8	5	7
5	6	3	9	2	7	4	1	8
7	9	4	1	8	3	6	2	5
2	8	1	6	4	5	7	9	3

Puzzle # 40

1	6	7	3	9	8	4	2	5
9	4	5	7	1	2	3	6	8
8	3	2	5	4	6	9	7	1
3	8	4	1	2	5	6	9	7
5	2	1	6	7	9	8	3	4
7	9	6	4	8	3	5	1	2
6	5	8	2	3	1	7	4	9
2	7	9	8	6	4	1	5	3
4	1	3	9	5	7	2	8	6

Puzzle # 1

1	5	4	6	3	8	2	9	7
8	3	9	2	7	1	5	4	6
7	2	6	9	4	5	8	3	1
3	4	1	7	2	9	6	8	5
9	7	5	8	1	6	3	2	4
6	8	2	3	5	4	1	7	9
2	9	3	5	6	7	4	1	8
4	6	8	1	9	3	7	5	2
5	1	7	4	8	2	9	6	3

Puzzle # 2

5	7	8	2	1	4	3	6	9
3	2	1	6	9	5	4	8	7
4	6	9	3	7	8	1	2	5
2	9	4	7	8	3	6	5	1
6	8	3	4	5	1	9	7	2
7	1	5	9	2	6	8	4	3
1	5	6	8	3	2	7	9	4
8	3	7	5	4	9	2	1	6
9	4	2	1	6	7	5	3	8

Puzzle # 3

9	5	3	8	6	1	7	4	2
1	7	8	4	9	2	5	3	6
4	2	6	3	5	7	8	1	9
3	1	5	2	7	8	6	9	4
7	4	2	6	3	9	1	8	5
8	6	9	5	1	4	3	2	7
2	9	7	1	8	6	4	5	3
6	3	1	9	4	5	2	7	8
5	8	4	7	2	3	9	6	1

Puzzle # 4

7	2	1	4	3	8	9	5	6
9	6	4	2	5	1	7	8	3
8	5	3	9	6	7	2	4	1
6	1	8	5	9	4	3	2	7
3	9	2	7	8	6	5	1	4
5	4	7	3	1	2	8	6	9
2	8	6	1	7	3	4	9	5
4	3	9	6	2	5	1	7	8
1	7	5	8	4	9	6	3	2

Puzzle # 5

6	2	4	9	3	8	7	1	5
3	1	7	5	6	4	2	9	8
8	9	5	7	1	2	4	3	6
5	7	6	4	2	3	1	8	9
4	3	9	1	8	5	6	2	7
2	8	1	6	7	9	3	5	4
1	5	2	8	4	6	9	7	3
7	6	8	3	9	1	5	4	2
9	4	3	2	5	7	8	6	1

Puzzle # 6

5	6	9	8	7	2	1	4	3
2	8	1	4	3	6	9	5	7
3	7	4	5	9	1	2	8	6
4	3	6	1	2	8	5	7	9
1	5	2	7	4	9	6	3	8
8	9	7	6	5	3	4	2	1
7	2	8	9	1	4	3	6	5
9	4	5	3	6	7	8	1	2
6	1	3	2	8	5	7	9	4

Puzzle # 7

8	2	1	5	9	3	7	6	4
4	6	9	1	2	7	8	5	3
5	7	3	4	6	8	1	9	2
2	8	4	6	3	5	9	7	1
3	1	7	2	8	9	5	4	6
6	9	5	7	4	1	3	2	8
9	4	8	3	7	2	6	1	5
1	3	2	9	5	6	4	8	7
7	5	6	8	1	4	2	3	9

Puzzle # 8

1	6	7	8	9	2	3	5	4
8	9	3	4	5	1	2	6	7
5	2	4	6	3	7	1	8	9
9	4	2	3	8	5	7	1	6
6	7	5	2	1	9	8	4	3
3	8	1	7	4	6	9	2	5
7	1	9	5	6	8	4	3	2
2	3	6	1	7	4	5	9	8
4	5	8	9	2	3	6	7	1

Puzzle # 9

1	6	5	4	7	8	3	2	9
3	8	7	5	2	9	1	6	4
9	4	2	3	1	6	7	8	5
8	5	1	7	3	4	2	9	6
2	7	4	9	6	1	5	3	8
6	9	3	8	5	2	4	7	1
5	3	9	6	4	7	8	1	2
7	2	8	1	9	5	6	4	3
4	1	6	2	8	3	9	5	7

Puzzle # 10

2	8	4	5	7	1	3	6	9
9	3	5	8	2	6	4	7	1
7	1	6	9	3	4	5	8	2
6	9	8	2	4	3	7	1	5
3	5	1	7	6	8	9	2	4
4	2	7	1	5	9	6	3	8
5	6	3	4	1	2	8	9	7
8	4	2	6	9	7	1	5	3
1	7	9	3	8	5	2	4	6

Puzzle # 11

8	6	2	7	3	1	4	9	5
3	7	9	5	6	4	2	1	8
1	5	4	9	2	8	6	3	7
9	1	5	4	8	7	3	6	2
7	3	6	1	5	2	8	4	9
2	4	8	3	9	6	5	7	1
4	8	1	6	7	5	9	2	3
6	2	3	8	1	9	7	5	4
5	9	7	2	4	3	1	8	6

Puzzle # 12

4	3	7	6	8	2	1	5	9
1	2	6	5	7	9	4	3	8
5	9	8	4	1	3	2	6	7
6	8	9	7	4	5	3	1	2
7	4	1	3	2	8	5	9	6
2	5	3	9	6	1	8	7	4
9	7	2	1	5	4	6	8	3
3	1	4	8	9	6	7	2	5
8	6	5	2	3	7	9	4	1

Puzzle # 13

5	6	7	3	4	1	2	9	8
3	4	9	8	6	2	7	5	1
8	2	1	7	9	5	3	6	4
4	3	8	5	7	6	1	2	9
1	7	5	2	8	9	4	3	6
6	9	2	4	1	3	8	7	5
9	8	4	6	2	7	5	1	3
2	1	3	9	5	8	6	4	7
7	5	6	1	3	4	9	8	2

Puzzle # 14

8	1	7	4	2	9	5	6	3
5	4	9	1	6	3	8	2	7
6	3	2	5	8	7	9	1	4
7	5	6	3	1	8	2	4	9
9	2	1	7	5	4	6	3	8
3	8	4	2	9	6	1	7	5
2	6	3	8	4	5	7	9	1
1	7	5	9	3	2	4	8	6
4	9	8	6	7	1	3	5	2

Puzzle # 15

1	4	6	2	7	3	5	8	9
7	2	5	4	8	9	6	1	3
3	8	9	5	6	1	7	4	2
9	5	4	7	3	8	1	2	6
2	6	7	9	1	5	4	3	8
8	3	1	6	4	2	9	5	7
5	1	3	8	9	7	2	6	4
6	7	2	3	5	4	8	9	1
4	9	8	1	2	6	3	7	5

Puzzle # 16

1	2	3	8	4	7	9	5	6
6	5	4	3	9	2	7	8	1
7	9	8	5	1	6	4	3	2
8	4	5	9	2	3	6	1	7
2	6	7	1	5	8	3	4	9
9	3	1	7	6	4	8	2	5
5	8	6	2	3	9	1	7	4
4	7	2	6	8	1	5	9	3
3	1	9	4	7	5	2	6	8

Puzzle # 17

9	6	8	7	2	1	5	4	3
7	2	3	9	5	4	8	1	6
1	5	4	3	8	6	7	2	9
8	4	1	6	9	2	3	7	5
5	3	2	8	1	7	9	6	4
6	9	7	5	4	3	1	8	2
4	1	5	2	3	8	6	9	7
2	7	9	1	6	5	4	3	8
3	8	6	4	7	9	2	5	1

Puzzle # 18

5	3	4	7	6	8	9	1	2
6	1	8	4	2	9	3	5	7
7	9	2	5	1	3	4	8	6
3	4	9	2	8	5	7	6	1
1	2	6	3	4	7	5	9	8
8	7	5	1	9	6	2	4	3
2	8	7	6	5	4	1	3	9
4	6	3	9	7	1	8	2	5
9	5	1	8	3	2	6	7	4

Puzzle # 19

8	4	1	9	2	5	3	7	6
7	3	5	6	1	8	4	2	9
6	9	2	4	3	7	1	8	5
1	2	8	3	9	6	5	4	7
9	7	6	5	4	1	2	3	8
3	5	4	8	7	2	6	9	1
2	6	3	7	5	9	8	1	4
4	8	7	1	6	3	9	5	2
5	1	9	2	8	4	7	6	3

Puzzle # 20

7	9	1	3	2	5	4	6	8
3	2	8	6	9	4	5	1	7
6	4	5	1	7	8	3	9	2
4	1	7	5	6	2	9	8	3
8	5	2	9	3	1	6	7	4
9	3	6	8	4	7	1	2	5
2	6	9	4	8	3	7	5	1
1	7	3	2	5	6	8	4	9
5	8	4	7	1	9	2	3	6